Joseph SURJUS

Docteur en Médecine
Ancien Externe des Hôpitaux de Montpellier
Lauréat de la Faculté

— × —

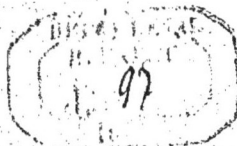

De Quelques Points

concernant la

Technique Générale

d'une Amputation

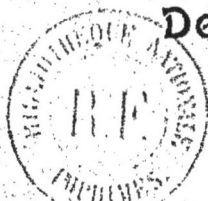

MONTPELLIER

Imprimerie Générale du Midi

DE QUELQUES POINTS

CONCERNANT LA

TECHNIQUE GÉNÉRALE D'UNE AMPUTATION

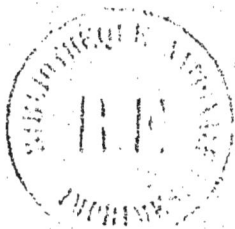

PAR

Joseph SURJUS

DOCTEUR EN MÉDECINE

ANCIEN EXTERNE DES HOPITAUX DE MONTPELLIER

LAURÉAT DE LA FACULTÉ

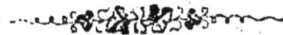

MONTPELLIER

SOCIÉTÉ ANONYME DE L'IMPRIMERIE GÉNÉRALE DU MIDI

1907

A LA MÉMOIRE DE MON PÈRE

A MA MÈRE

A MA SŒUR

J. SURJUS.

A LA MÉMOIRE DE MES ONCLES

Le Docteur Damien SURJUS

ET

Bonaventure SURJUS

A MES PARENTS

A MES AMIS

J. SURJUS.

A MON PRÉSIDENT DE THÈSE

Monsieur le Professeur E. FORGUE

PROFESSEUR DE CLINIQUE CHIRURGICALE A L'UNIVERSITÉ DE MONTPELLIER
MEMBRE CORRESPONDANT DE L'ACADÉMIE DE MÉDECINE
CHIRURGIEN EN CHEF DE L'HÔPITAL SAINT-ÉLOI SUBURBAIN
CHEVALIER DE LA LÉGION D'HONNEUR

A Monsieur le Professeur CARRIEU

PROFESSEUR DE CLINIQUE MÉDICALE A L'UNIVERSITÉ DE MONTPELLIER

J. SURJUS.

A Monsieur le Professeur BAUMEL

PROFESSEUR DE CLINIQUE DES MALADIES DES ENFANTS

A MON MAITRE ET AMI

Monsieur le Professeur Agrégé V. RICHE

J. SURJUS.

DE QUELQUES POINTS

CONCERNANT LA

TECHNIQUE GÉNÉRALE D'UNE AMPUTATION

INTRODUCTION

Dans ce travail que nous avons choisi comme sujet de notre thèse inaugurale, nous avons tenu simplement à exposer quelques-unes des modifications actuelles, qui ont été apportées dans la technique générale d'une amputation.

C'est la pratique de notre maître, M. le Professeur Forgue, que nous avons voulu décrire.

C'est ce que nous avons vu dans son service pendant notre long séjour comme externe, que nous avons essayé d'exposer.

Dans les divers chapitres qui vont suivre, nous traitons les questions suivantes :

1° Des modifications actuelles, par rapport aux règles classiques, en matière de taille des lambeaux ;

2° L'Asepsie dans l'amputation ;

3° L'Hémostase préventive ;

4° Les avantages du Rétracteur métallique;

5° Quelques points de la technique de M. le professeur Forgue.

Mais avant d'aborder notre sujet, nous avons un devoir bien doux à remplir : celui d'exprimer notre reconnaissance à tous ceux qui ont contribué à faire de nous ce que nous sommes.

Que notre mère et notre sœur, qui n'ont hésité devant aucun sacrifice pour nous permettre d'arriver au but poursuivi, soient assurées de notre profonde reconnaissance et de notre inaltérable affection. Nous leur devons tout : nous ne l'oublierons pas.

Que M. le Professeur Forgue reçoive nos plus sincères remerciements pour l'honneur qu'il nous a fait en acceptant la présidence de notre thèse. Nous garderons le plus profond souvenir de la bienveillance qu'il nous a toujours témoignée et de l'enseignement si précieux dont il nous a fait si largement profiter durant notre long séjour dans son service.

M. le Professeur Carrieu a droit aussi à toute notre reconnaissance, pour la bienveillance qu'il n'a cessé de nous témoigner, et pour son enseignement, que nous avons suivi avec le plus grand profit. Nous ne savons comment remercier ce maître qui nous a toujours accueilli dans son service avec une sollicitude et un désir de nous instruire que nous n'oublierons jamais.

Que M. le Professeur Baumel, qui a guidé nos premiers pas en clinique infantile, soit persuadé que son enseignement et ses conseils nous serviront toujours.

Que notre ami, M. le Professeur Agrégé V. Riche, soit assuré de notre plus vive gratitude pour ses conseils éclairés et pour l'intérêt qu'il n'a cessé de nous témoigner. Nous pouvons dire qu'il a tout fait pour parfaire notre éducation chirurgicale. Nous l'en remercions du fond du cœur.

Que M. le Docteur Bousquet, chef de clinique des mala-

dies des enfants, soit assuré de notre bien vive reconnaissance.

Il a réussi, dès nos débuts, alors que nous l'assistions à
la Consultation des enfants malades, à nous apprendre et à
nous faire aimer la pédiatrie : nous ne l'oublierons jamais.

Nous ne saurions oublier, enfin, nos amis avec qui nous
avons vécu les meilleures années de notre jeunesse ; leur
souvenir restera éternellement gravé au fond de notre
cœur.

CHAPITRE PREMIER

Modifications actuelles dans la taille des lambeaux

Les amputations à lambeaux datent de la deuxième moitié du dix-septième siècle. Le but des chirurgiens, en employant cette méthode, était de remédier aux inconvénients qu'ils avaient avec le procédé circulaire.

En taillant de larges lambeaux, ils comptaient prévenir la nécrose et hâter la guérison.

C'était sûrement un grand progrès, sur l'amputation circulaire ; avec de grands lambeaux bien nourris, pris en pleins tissus sains, les malades pouvaient mieux lutter contre l'infection. Autrefois ces craintes étaient légitimes.

Mais actuellement avec les progrès de l'asepsie, et avec les idées nouvelles de conservation à outrance, le chirurgien ne doit plus obéir aux mêmes règles que ses collègues d'autrefois.

Exception faite de quelques cas d'amputation de membres pour : tuberculose articulaire, tumeur maligne, etc.,etc... où on opère au lieu d'élection, le plus souvent le chirurgien taille les lambeaux où il peut ; il les prend là où l'étoffe cutanée et les parties molles sont conservées.

Le temps n'est plus des ablations systématiques d'emblée.

Tout le monde est d'accord maintenant pour dire avec le Professeur Reclus : « Plus d'amputations traumatiques. » Telle est la doctrine, révolutionnaire à force d'être conservatrice, qui est défendue depuis quelques années par ce distingué chirurgien.

Actuellement, au lieu de couper le membre écrasé, on embaume le foyer dans des substances antiseptiques et on attend que la nature sépare elle-même le mort du vif ; et alors on se contente de régulariser le moignon.

Il est admis à l'heure actuelle que l'amputation dans les cas de traumatismes des membres est par elle-même fort dangereuse et la mortalité qu'elle comporte est considérable.

On s'imagine couramment que l'antisepsie a supprimé les accidents des exérèses chirurgicales. La rigueur des pansements modernes ne peut rien pour diminuer la léthalité dans les cas de shok où le blessé, affaibli par des hémorragies, en proie à l'épuisement nerveux, algide, ne peut affronter le nouveau traumatisme que créera la nouvelle intervention. Or, cette intervention est presque toujours très sérieuse ; elle comporte des délabrements énormes, puisqu'il faut remonter très haut pour opérer en tissu sain, et il ne s'agit de rien moins que d'amputations, quelquefois doubles, ou de désarticulations très hautes.

Une statistique d'Oberst, de la clinique de Volkmann, nous montre 5 morts sur 15 individus, alors que la mortalité pour des amputations nécessitées par des lésions d'ordre pathologique n'est que de 2 à 3 %.

Aussi vaut-il mieux attendre.

Grâce à la désinfection rigoureuse, les accidents septiques ne s'abattent plus sur les plaies, les éléments anatomiques et les tissus tués mécaniquement meurent seuls ; ceux qui sont simplement meurtris revivent et forment des moignons très supérieurs à ceux qu'aurait obtenus le chirurgien forcé de tailler en plein tissu sain.

Si autrefois on pratiquait l'exérèse dans les graves écrasements des membres, c'est que, dans ces fracas, les germes pathogènes, en profusion sur la peau et dans les vêtements, pénètrent dans les tissus à travers les téguments déchirés et pullulent dans cette bouillie sanglante, d'autant plus propice à leur multiplication que les éléments cellulaires morts ou stupéfiés ne peuvent plus se défendre. Souvent la terre souille aussi le foyer traumatique, et l'on sait que, sans compter d'autres microbes redoutables, elle renferme le bacille de Nicolaïer. Le danger est immédiat et les complications les plus graves vont s'abattre sur le membre ; non seulement il est perdu pour la fonction, mais il est un péril pour l'organisme entier par les accidents dont il va devenir le point de départ : suppuration diffuse, gangrène foudroyante, infection purulente ou tétanos.

Dans ces conditions, pourquoi ne pas le sacrifier? On ne perd rien à l'intervention, puisque le membre est en partie broyé, et l'on y gagne d'éviter les inoculations en substituant une plaie opératoire aseptique au foyer traumatique déjà infecté. Telle est l'unique raison qui légitimait naguère la conduite des chirurgiens.

Ce raisonnement était juste avant les progrès actuels de l'antisepsie. Il ne l'est plus maintenant, et on peut soutenir qu'avec la technique moderne d'antisepsie et les progrès actuels dans la sérothérapie on n'a plus à craindre les complications les plus redoutables : les septicémies et le tétanos.

Après modification des tissus écrasés, et après la chute des escarres, en un mot quand la limite du mort et du vif est bien nette, alors on intervient et on n'a plus qu'à régulariser le moignon. Il ne reste plus alors qu'à détacher avec la rugine les parties molles qui recouvrent les extrémités osseuses, et l'on en détache le périoste assez haut pour que les tissus puissent constituer un moignon solide et bien matelassé.

Comme presque toujours un excès de peau, d'un côté,

correspond à une perte de substance à peu près équivalente au point opposé, on arrive à avoir de véritables lambeaux et ainsi le résultat définitif est excellent.

On ne cherche plus autant à matelasser les moignons de muscles. On revient un peu plus aux lambeaux exclusivement cutanés. Il est évident qu'on peut se passer du muscle : il est des régions, comme le poignet, l'extrémité inférieure de la jambe, où le muscle ne contribue pas à la formation du moignon. Certains sont allés plus loin et ont prétendu que le muscle est dangereux, que c'est sa rétraction qui amène la conicité du moignon. Le muscle se rétractant entraine avec lui la peau et détermine ainsi la saillie de l'os. Enfin l'antisepsie assurant la vitalité des lambeaux cutanés, la réunion immédiate sera plus facile, si on met en présence deux minces plaies cutanées. Tels sont les arguments qu'on donne en faveur des lambeaux exclusivement cutanés. On voit les avantages que l'on peut en tirer pour les amputations secondaires à un traumatisme : puisque un simple lambeau cutané peut suffire à donner un excellent moignon.

Malgré tout ce que nous avons dit sur les lambeaux, le type des amputations circulaires tend à devenir le procédé de choix.

C'est lui qui donne les moignons les mieux protégés, ceux qui changent le moins, ceux enfin qui sont les moins sujets à des complications. Aussi devra t-on, toutes les fois qu'on le pourra, mettre en pratique la méthode circulaire.

Même si on opère sur un membre très mutilé, on obtiendra toujours un excellent résultat si on fait suivre le circulaire de débridements latéraux.

Néanmoins les procédés à lambeaux gardent quelques indications. C'est ainsi que toutes les fois que l'on amputera la jambe à son lieu d'élection, c'est le procédé à lambeau externe qui donnera le meilleur résultat.

———

CHAPITRE II

L'Asepsie dans l'Amputation

Dans toute opération chirurgicale, il faut une asepsie absolue. Mais il n'en est peut-être pas où la question de l'asepsie soit plus capitale, si on songe au résultat final de toutes les amputations... Aussi, plus que partout ailleurs, doit-on tout faire pour avoir une bonne asepsie.

Tout le succès d'une amputation dépend du moignon et de sa cicatrice

Si, en effet, la suppuration s'installe dans la plaie opératoire, qu'observe-t-on?

D'abord une très longue convalescence, secondaire il est vrai, si on songe aux troubles qui persisteront une fois la plaie cicatrisée.

Au lieu d'une cicatrice étroite, cachée dans un sillon et protégée par deux lèvres à peu près régulières que forme la peau plus ou moins matelassée de tissu cellulaire, on aura des cicatrices sinueuses, larges, aux lèvres coupées de plis profonds, résultant de brides sous-jacentes rétractiles. De sorte qu'on aura de larges surfaces de tissu inodulaire recouvert de peau adhérente ; sans parler de névromes souvent très douloureux. De plus, si la suppuration remonte plus haut et fuse dans les gaines des muscles, on verra de vastes décollements intermusculaires, et comme conséquence la conicité du moignon. Le périoste peut se décoller et on aura la nécrose de l'os.

Enfin, on peut voir la mort survenir chez les amputés par septicémie. Aussi, plus que jamais, on doit chercher à obtenir une réunion immédiate.

Nous ne parlerons pas de l'asepsie des mains, des instruments et du matériel.

Mais nous insisterons tout particulièrement sur quelques points très importants. Si on a à amputer un membre qui, secondairement à un traumatisme, s'est infecté, et que l'amputation soit urgente, on commencera par éloigner toute chance d'infection du point septique avec la plaie opératoire

Pour cela on procédera à un enveloppement soigneux des parties infectées. Des compresses stérilisées en toile seront roulées autour des régions souillées, de façon à ce que, si au cours de l'opération on a à mouvoir le membre, on ne puisse en aucune sorte se souiller et infecter la plaie.

Sûrs de ce côté, on procédera alors à la désinfection cutanée intégrale de la région opératoire.

Le membre sera rasé, savonné et brossé à l'eau stérilisée ; puis, comme nous l'avons vu faire dans le service de M. le professeur Forgue, on lavera à l'alcool et à l'éther et on terminera en frottant les points où va porter l'incision avec de l'éther iodoformé. On obtiendra ainsi toujours d'excellents résultats, comme nous avons pu nous en convaincre nous-même.

Le champ opératoire sera entouré de grandes compresses stérilisées, de façon à ce que les aides et les instruments ne puissent se souiller. Enfin une excellente précaution, c'est la substitution d'instruments métalliques aux mains des aides toutes les fois qu'on le peut. Le chirurgien seul doit toucher la plaie opératoire. On n'est jamais sûr de l'asepsie parfaite des mains. De plus, en employant des instruments métalliques rigoureusement stérilisés, on court le minimum de risques de contamination du champ opératoire.

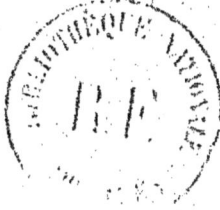

CHAPITRE III

L'Hémostase préventive dans les amputations

De tous temps, on s'est occupé de la question si importante de l'hémostase préventive dans les amputations. Opérer à sec : tel a été toujours le but des chirurgiens.

Une foule d'instruments ont été inventés et tour à tour abandonnés. On cherche de plus en plus à simplifier ces appareils et surtout, plus qu'autrefois, on cherche à préciser les avantages de telle ou telle compression, soit qu'il s'agisse d'une compression totale du membre, soit qu'il s'agisse de la pression digitale de l'artère maîtresse.

Actuellement on ne voit plus employer dans les hôpitaux la bande d'Esmarch.

Les dangers de paralysies, de gangrène des lambeaux, d'infiltrations sanguines dans l'épaisseur des muscles, déterminées par quelques ruptures vasculaires, la phlébite même, ont fait vite abandonner l'emploi de cet appareil. De plus, il peut en résulter beaucoup d'inconvénients ; le membre étant complètement anémié, les tissus très décolorés, il est très difficile de s'y reconnaître.

Quand on enlevait la bande, l'hémorragie en nappe qui se produisait alors était toujours inquiétante et faisait perdre au malade les bénéfices de l'hémostase pré-opératoire, toujours dangereuse, comme nous l'avons dit plus haut.

Enfin, sa mise en place était très compliquée; aussi on l'a vite abandonnée pour se servir d'un simple tube en caout-chouc, que l'on lie le plus souvent à la racine du membre.

Le tube a le grand avantage d'être à la portée de tous, d'être d'un emploi très simple et de pouvoir être serré ou desserré très facilement.

PROCÉDÉ DE M. LE PROFESSEUR ESTOR. — M. Estor, pour remédier à la difficulté que l'on a d'utiliser le tube dans les amputations, surtout sur le quart supérieur de l'humérus et du fémur, le tube constricteur étant exposé, par suite de la conicité de la région à glisser brusquement au cours de l'opération, a inventé le procédé suivant:

Voici comment il opère : Il fait des plis cutanés à la racine du membre et les pince avec une pince de Kocher. Il en place ainsi quatre tout autour du membre sur un même plan vertical antéro-postérieur.

S'il opère sur le bras, il fait un pli à la peau sur le bord antéro-inférieur du creux de l'aisselle, il place une deuxième pince de Kocher sur le bord postéro-inférieur du creux de l'aisselle à l'union de ce bord avec la paroi postérieure du thorax. Les deux autres pinces, il les met sur la paroi supé-rieure de l'épaule; une en avant, l'autre en arrière.

Pour la cuisse, il emploie deux pinces en avant et deux en arrière de la racine du membre. Les deux pinces antérieu-res sont fixées, l'une à l'extrémité externe du pli de l'aine, l'autre à son extrémité interne. Les deux pinces postérieures sont placées, l'une à l'extrémité externe du pli fessier, l'au-tre à son extrémité interne.

Les pinces étant confiées à des aides qui les maintiennent dans une position perpendiculaire aux téguments sur les-quels elles sont implantées, M. Estor place en arrière d'elles un tube d'Esmarch, et il serre fortement.

Il rabat alors les pinces en avant et en arrière vers le plan médian du corps, il les applique contre la peau et il les fixe dans cette nouvelle situation au moyen d'un tube de caoutchouc passant dans les anneaux de chacune d'elles et embrassant la base du cou si on opère sur le bras, ou la partie inférieure du tronc pour la cuisse. Ce lien, peu serré, a pour but d'empêcher les pinces de se rabattre en dehors, et il assure par suite la fixité absolue du tube d'Esmarch.

Ce procédé, comme on le voit, est très simple, et à la portée de tout le monde, car il n'exige aucun outillage spécial.

M. Estor a obtenu par ce procédé une hémostase préventive absolue dans tous les cas où il l'a employé.

Mais il est des cas où la compression en masse du membre est très dangereuse, par exemple dans les amputations pour gangrène sénile.

La dégénérescence athéromateuse ayant gagné toutes les artères, il est prudent, si on ne veut pas être obligé de procéder à une deuxième amputation plus haut, de ne point traumatiser les artères capables d'assurer la suppléance de l'artère maîtresse du membre qui est le plus souvent la plus malade.

Aussi, dans ces cas, met-on en pratique la pression digitale de l'artère principale qui l'emporte sur le tube, car son action est limitée en un point de l'artère. De plus, la compression est facilement suspendue ou reprise au gré de l'opérateur.

D'autre part, il est vrai, l'aide est parfois insuffisant ; il n'a ni les connaissances, ni le sang-froid nécessaires ; il se fatigue et sa sensibilité tactile finit par s'engourdir. Aussi, ces derniers temps, a-t-on cherché à construire des appareils pouvant remédier à la striction brutale et à la difficulté de réglage du tube en caoutchouc. Le meilleur de ces appareils et qui répond le mieux aux conditions dont nous avons déjà parlé, c'est l'appareil hémostatique stérilisable et réglable que vient d'inventer M. R. Lhomme.

APPAREIL DE M. LHOMME. — Le grand avantage de cet appareil, c'est d'être inaltérable et stérilisable ; de plus il permet au chirurgien de régler à son gré l'hémostase et de la vérifier au cours de l'opération.

Cet appareil qui agit à la façon d'un garrot et qui se présente comme un collier, est entièrement métallique.

Il se compose essentiellement de deux parties : une longue bande en acier flexible ayant pour but d'embrasser et de serrer le membre. La deuxième est une pièce massive qui constitue le bâti de l'instrument. Elle est destinée à supporter les dispositions de serrage et de vérification. Il y a un levier qui permet de serrer et un cliquet qui donne liberté à la bande d'avancer suivant un certain sens, mais qui l'empêche, sauf cas voulu et manœuvre spéciale, de faire retour en arrière.

La vérification de l'hémostase est obtenue automatiquement par le jeu spécial du cliquet ci-dessus mentionné, qu'on n'a qu'à basculer en dehors ou en dedans.

Tel est cet appareil dans ses grandes lignes. Quant aux avantages, voici ce que dit l'auteur :

C'est un appareil robuste ; d'un maniement simple et aisé. De plus inaltérable, et pouvant être stérilisé par un procédé quelconque.

Enfin, un de ses grands avantages, c'est de permettre au chirurgien de régler l'hémostase à volonté, puisque la striction du membre se fait progressivement avec l'intensité que l'on désire.

L'application de l'appareil est ainsi peu douloureuse, exempte de toute brutalité et incapable de produire les désor-

dres vasculaires et nerveux signalés parfois avec les liens
élastiques habituels. Enfin, et ce n'est pas là le moindre de
ses avantages, le collier permet en cours d'opération de
vérifier la valeur de l'hémostase définitive et d'éviter ces
manœuvres compliquées de relâchement que l'on est obligé
de faire avec les liens élastiques. Cette facilité de vérifier
l'hémostase d'une plaie opératoire n'a pas évidemment
grande importance pour des chirurgiens de profession, mais
elle peut être d'une grande utilité pour un chirurgien d'occasion peu habitué au sang, peu rompu aux manœuvres chirurgicales. C'est pour cela que nous avons cru de notre
devoir d'en parler.

CHAPITRE IV

Le Rétracteur métallique

———

Pour bien scier l'os, on est obligé de faire relever et maintenir les parties molles qui débordent le point où va porter la section.

De tout temps on s'est préoccupé de cette question très importante, et de tout temps on a imaginé des objets et des instruments destinés à écarter et à protéger les parties molles. De là, la longue série d'appareils rétracteurs. Le meilleur et le plus commode, et le plus conforme aux données anatomiques du squelette des membres, est le rétracteur de Percy, modifié et complètement transformé par M. Dujardin-Beaumetz, Médecin Inspecteur général. C'est celui que nous avons vu si souvent utiliser dans le service de notre maître, M. le professeur Forgue. C'est parce que nous avons vu tous les avantages que pouvait retirer un chirurgien de son emploi, que nous nous faisons un devoir d'insister sur la description de ce merveilleux instrument. Avec lui le temps, toujours long, souvent même difficile de la section de l'os, devient aussi facile que si l'on sciait un os de squelette.

Avec lui le danger de trop dénuder l'os n'existe plus, car, rétractant puissamment les parties molles, il permet toujours au chirurgien de scier l'os plus haut qu'il ne l'a marqué.

Souvent en effet, même dans les amputations à lambeaux, il n'est pas toujours aisé de les relever soit qu'ils soient indurés, soient qu'ils soient trop courts et qu'on ait voulu creuser secondairement le moignon.

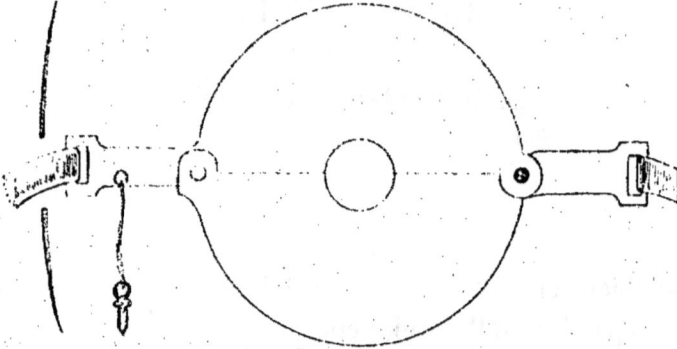

Rétracteur métallique du baron Percy, vu de face et fermé

Enfin le rétracteur permet au chirurgien de s'appliquer à bien façonner l'extrémité de l'os ; il ne faut pas oublier que

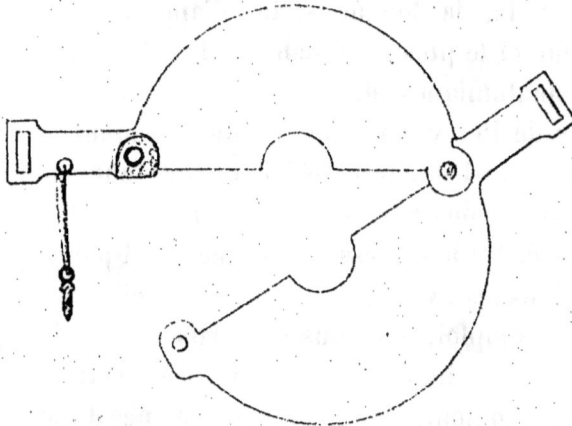

Rétracteur métallique du baron Percy ouvert au moment de son application
et dans son plus grand écartement

maintes fois le fémur a percé même toute l'épaisseur d'un lambeau antérieur charnu. Aussi on pourra très facilement

mettre en pratique tous les procédés usités pour remédier
à un pareil danger.

Autrefois, quand on employait une compresse de toile, on
rétractait mal les parties molles, l'aide qui tenait les bouts

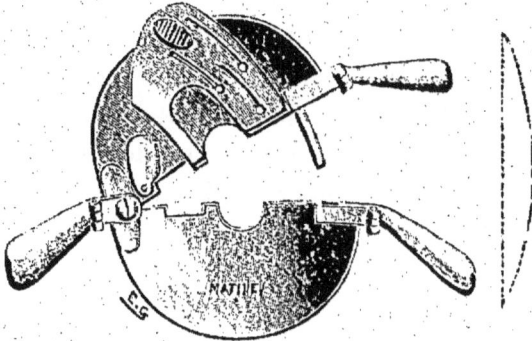

Rétracteur ouvert au moment de son application, et vu par la face interne
(Amputation de la jambe au lieu d'élection).

de la compresse devait faire de grands efforts pour tirer
également de tous les côtés, et souvent on voyait des hernies
de muscles. Un des grands inconvénients de la compresse,
c'est que l'on ne pouvait remonter très haut la masse

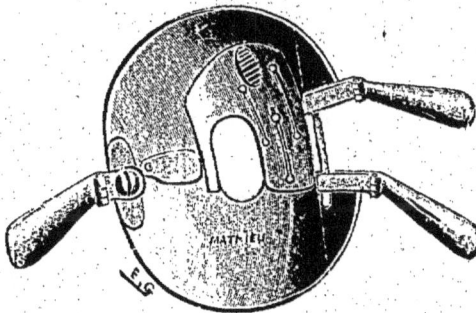

Rétracteur fermé sa valve étant abaissée pour l'amputation de la jambe
dans l'épaisseur des condyles du tibia.

musculaire; on ne pouvait le faire qu'au prix d'efforts
surhumains.

De plus, il arrivait souvent qu'au moment où l'on était

en train de scier l'os les dents de l'instrument accrochaient
la compresse et la déchiraient; de là perte de temps et surtout résultat défectueux.

On peut dire que pour les procédés circulaires à très longue manchette, le rétracteur est un instrument idéal.

La forme, la disposition des orifices et la valve mobile
permettent de l'utiliser aussi bien pour les amputations de
cuisse que de jambe, de bras que d'avant-bras. M. Forgue a
procédé dernièrement à une amputation de l'avant-bras en
utilisant le rétracteur, et il s'est bien trouvé des facilités
qu'il lui a données pour relever les chairs et scier les os.

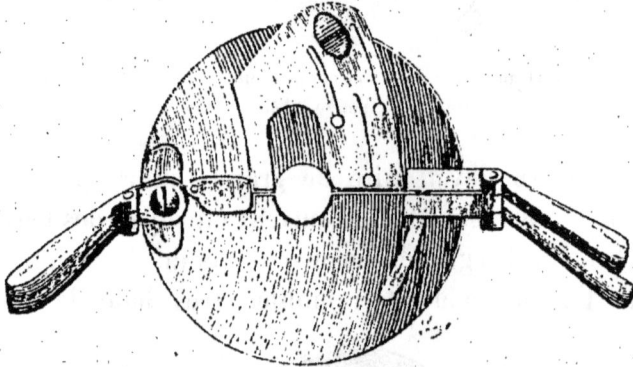

Rétracteur fermé pendant l'amputation de la cuisse, vu par sa face interne.

La forme du rétracteur est telle qu'une fois appliqué sur
les parties molles que l'on rétracte, il peut même suffire à
assurer l'hémostase provisoire au cas où le tube d'Esmarch
viendrait à se détacher, ou dans le cas d'infiltration œdémateuse du membre, comme M. Forgue a eu l'occasion de
l'employer : On amputait un membre énorme atteint d'infiltration œdémateuse, malgré le tube de caoutchouc placé
à la racine du membre, les artères continuaient à donner.
Pour ne pas perdre de temps, M. Forgue plaça rapidement
le rétracteur qu'il fit vigoureusement tenir par un aide, et

l'hémorragie s'arrêta. On put ainsi tranquillement scier l'os et terminer heureusement l'opération.

Enfin, cet appareil est très facilement transportable, tient peu de place et de plus il est très commode à stériliser par tous les procédés connus. Tels sont les avantages de l'appareil de M. Dujardin-Beaumetz.

Comme on le voit, il remplit les trois conditions nécessaires et essentielles de tout bon rétracteur :

1° Il permet de refouler facilement toutes les chairs du moignon aussi haut que le chirurgien le juge indispensable.

2° Il ne laisse échapper aucune partie pendant l'action de la scie.

3° Il facilite la manœuvre de cet instrument.

Conditions que l'on ne peut obtenir des seules mains d'un aide.

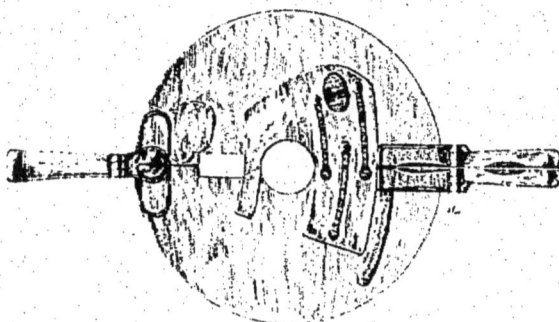

Amputation de la jambe au lieu d'élection. Rétracteur vu par sa face interne.

Maintenant que nous avons montré les avantages innombrables de ce merveilleux instrument, nous croyons de notre devoir de le décrire en détail et de montrer son fonctionnement, qui est très simple, car nous sommes convaincu qu'il rendra de grands services à tous ceux qui l'emploieront dans les amputations.

DESCRIPTION DE L'APPAREIL.

Le Rétracteur est complètement métallique. Fermé il a la forme d'un disque cintré sur une de ses faces. Il est constitué par deux demi-circonférences reliées par une articulation latérale. Le disque est convexe par sa face externe et concave par sa face interne. Au centre se trouvent deux ouvertures : une ronde et une deuxième plus petite, de forme quadrilatère. Aux deux extrémités du diamètre qui divise le disque, deux poignées. A la base de l'une se trouve le pivot qui permet aux deux valves de s'écarter. A l'extrémité opposée, la poignée est double.

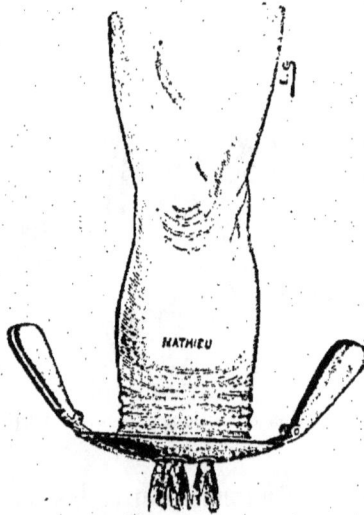

Amputation de la jambe au lieu d'élection. Rétracteur vu par sa face externe.

La partie externe du Rétracteur est complètement lisse. La partie interne présente : sur le demi-cercle supérieur une valve ou feuillet mobile, glissant entre deux coulisses,

afin que, dans l'écartement extrême des deux demi-circonférences, les chairs du moignon puissent être protégées par
l'abaissement de cette valve et ne soient point exposées à se
présenter sous la scie qui ne pourrait manquer de les lacérer.

Au-devant de l'échancrure péronière se trouve un oper-
cule tournant sur un simple pivot, se rabattant ou se relevant
avec une très grande facilité.

Enfin pour maintenir la parfaite cohésion des deux demi-
cercles du rétracteur, il y a un tenon qui s'engage dans une
mortaise, et donne à l'appareil tout entier, que les demi-cer-
cles soient ou non écartés, une solidité parfaite. Les manches, par leur articulation à charnière, peuvent se replier
dans la concavité de l'instrument. Le mécanisme en est très
simple. L'instrument étant ouvert par écartement des deux
petites poignées est placé la concavité regardant les parties
à rétracter. Les os prennent place dans les orifices. Si par
hasard on ampute la cuisse, on ferme la valve du trou
péronier.

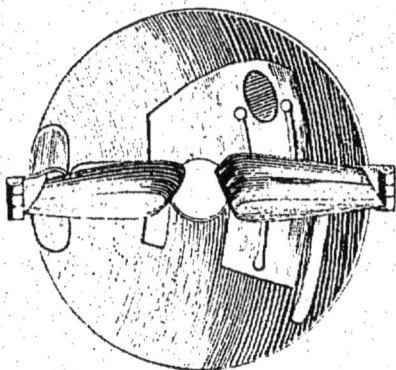

Rétracteur fermé les manches repliés dans sa concavité.

Le rétracteur une fois fermé, un aide saisit les deux poignées et tire progressivement vers la racine du membre, en
surveillant que l'appareil soit toujours bien perpendiculaire

à l'os principal. On est ainsi sûr de scier l'os à l'endroit qu'on a marqué.

Si par hasard on tombe sur un humérus particulièrement petit, et que les muscles fassent hernie dans la fente circulaire constituée par l'os et les bords de l'appareil, il suffira de placer une compresse au-devant de l'orifice, et les parties charnues ne pourront s'échapper.

Comme on le voit, cet appareil a un mécanisme très simple et son emploi est très commode.

CHAPITRE V

Quelques points de la Technique de M. le Professeur Forgue

Nous ne pouvons terminer ce travail sans parler de quelques points o `_` ginaux de la technique de notre maître, M. le Professeur Forgue, relatifs aux amputations.

Dans la manière d'opérer généralement suivie aujourd'hui, les téguments étant coupés, ce sont les doigts de l'aide qui rétractent les chairs pour faciliter au chirurgien la section des muscles ; ce temps est décisif pour la perfection du résultat à obtenir ; car c'est le moment où la section, ou les sections progressivement remontantes des chairs adhérentes permettent de dénuder l'os à une hauteur suffisante.

Aux mains d'un aide, M. Forgue substitue quatre pinces à abaissement de Museux qu'il place aux quatre points cardinaux de la plaie après incision circulaire des téguments.

Ces pinces sont confiées aux aides qui, ayant un point d'appui solide, rétractent et retroussent facilement la peau, et en un clin d'œil les muscles sont coupés et recoupés.

Les aides ne touchant plus la plaie opératoire, tout en rétractant fortement les téguments, on y gagne en sûreté et en rapidité.

La grande originalité de cette méthode, c'est la substitu-

3

tion des pinces à abaissement aux mains d'un aide toutes les fois qu'on le peut.

Un deuxième point très intéressant se rapporte à l'hémostase. Lorsqu'on vient de scier le fémur, au lieu de laisser la cuisse dans sa position normale, pour procéder à l'hémostase définitive du moignon, M. Forgue, après avoir entouré le moignon de compresses stérilisées, le fait tenir par un aide de façon à ce qu'il regarde en l'air. Il se fait présenter ainsi le moignon comme « sur un plateau ».

Les quatre pinces à abaissement tenant toujours les parties cutanées retroussées, le chirurgien peut, tout à son aise, rechercher les artères, les ligaturer, recouper les nerfs, etc., etc., le tout très commodément.

Le membre étant toujours dans cette position, on procède à la suture des muscles et de la peau.

Pour ce qui est de la suture cutanée, M. Forgue place deux pinces à abaissement, une à chaque extrémité du grand diamètre du moignon ; un aide tire sur ces deux pinces et ainsi les lèvres de la plaie circulaire viennent se mettre en contact, et on n'a plus qu'à suturer les deux bords d'une plaie rectiligne.

Tels sont les quelques points sur lesquels nous tenions à insister.

CONCLUSIONS

1° La méthode circulaire (sauf quelques cas, dont l'amputation à lambeau externe de la jambe au lieu d'élection est le plus net exemple) tend à s'affirmer, ainsi que le formulent Léjars, Championnière, Forgue, comme méthode de choix. Elle peut toujours, d'ailleurs, s'aider (si la rétraction et la coupe des muscles rencontrent des obstacles) de deux débridements latéraux, rapidement pratiqués, et prolongés autant qu'il est nécessaire pour se donner du jeu.

2° La tendance actuelle est de ne point s'astreindre aux dimensions exagérées que les traités de médecine opératoire réclamaient pour les manchettes cutanées et pour leur épaisse doublure musculaire. En réalité, avec l'asepsie, on n'a point à compter avec la rétraction secondaire de l'ère pré-antiseptique : il suffit que le recouvrement de l'os et le rapprochement des bords cutanés puissent se réaliser sans tiraillements ; la réunion immédiate aseptique permet de se contenter de ces dimensions minima. Dès qu'un doute intervient (clapiers septiques, trajets suppurants) sur la possibilité d'une évolution aseptique sûre, il faut revenir au vieux précepte des lambeaux et manchettes largement calculés.

3° Éviter aux parties molles les manipulations, les contacts manuels inutiles, les sections irrégulières : par conséquent, substituer aux doigts de l'aide, toutes les fois qu'on le peut, un instrument métallique ; retrousser la manchette avec quatre pinces à abaissement aux quatre points cardinaux de son contour ; rétracter haut les parties molles, bien tenues par le plan métallique d'un écarteur, sans échappée de muscles que la scie contond, et régulièrement décollées, sous la traction forte de l'instrument, de la surface osseuse.

À ce point de vue, l'écarteur métallique n'est point, comme Championnière l'a affirmé, une complication instrumentale; il est un moyen de simplification, de netteté opératoire et de vitesse.

4° Soigner l'hémostase. Renoncer à la bande d'Esmarch, qui fait payer, par une hémorragie diffuse en nappe, le gain de sang qu'elle a économisé. Et même (pour certains cas de gangrène par artérite oblitérante, surtout) la tendance de M. Forgue est de revenir à l'ancienne compression digitale.

Pendant toute la phase d'hémostase attentive, d'excision des nerfs, de suture des plans musculaires antagonistes par un surjet de catgut, il faut que le champ opératoire soit bien découvert, immobile, à portée constante : pendant tout ce temps, un aide soutient, sur un coussin de compresses aseptiques, le moignon bien exposé par les quatre pinces cardinales. Cela évite des pertes de temps : le travail est méthodique et continu.

5° Soigner bien les sutures cutanées. Éviter les petites hernies de la couche graisseuse entre les points. Et, pour accélérer ce temps, il est commode de placer deux pinces d'abaissement aux deux commissures de la manchette ; bien tendues, elles affrontent les deux bords cutanés, dont la suture est rapide et exacte.

BIBLIOGRAPHIE

Dictionnaire Encye. des Sciences Médicales : Art. Amputation.

Nouveau Dictionnaire de Médecine et de Chirurgie pratique : Art. Amputation.

RECLUS. — De la conservation systématique dans les traumatismes des membres. — Revue de Chirurgie. Janvier 1896.

— Thèse d'Agrégation, 1880.

NICAISE. — Gazette Médicale de Paris (1874-75-76).

FARABEUF. — Précis de Manuel opératoire. 4e édition.

MEURER. — Des amputations à lambeaux cutanés. Thèse Lyon, 1886.

MARION. — Manuel de technique chirurgicale des opérations courantes.

ESTOR.—De l'Hémostase préventive dans les Amputations à la racine des membres et dans les désarticulations.— Semaine Médicale. Paris, 1905.

— Traitement des Hémorragies. N. Montpellier Médical, 1899.

COSTIN. — Contribution à l'étude de l'Hémostase opératoire, Thèse Paris, 1898.

AUDOIN.— L'Hémostase préventive dans les opérations chirurgicales. Thèse Paris, 1891

DE LAGORCE. — De la Méthode d'Esmarch. Thèse Paris, 1879.

FORGUE et RECLUS. — Thérapeutique chirurgicale. T. I.

MOLLIÈRE.— Modifications apportées à l'ischémie chirurgicale et plusieurs faits de sutures et d'autoplasties tendineuses. Société de Chirurgie, 1877.

CHALOT. — Traité de Chirurgie et de Médecine opératoire.

Dujardin-Beaumetz. — Sur la rétraction haute des parties molles dans les amputations de la cuisse ou de la jambe, et sur les moyens de l'obtenir. Société de Chirurgie. — Rapport de M. Lejars. Février 1907.

— Mémoire sur l'emploi du rétracteur métallique du baron Percy. N. Montpellier Médical, 1907.

Ferraton. — Rétracteur pour Amputations. Archiv. prov. de chirurgie. Paris, 1904.

Riche. — L'asepsie dans le service de M. le professeur Forgue. Société des Sciences Médicales de Montpellier, 1906.

Lhomme. — Appareil pour hémostase provisoire : Presse Médicale du 22 juin 1907.

Montprofit. — Archives provinciales de chirurgie (juillet 1906). Les Rétracteurs métalliques.

SERMENT

En présence des Maîtres de cette École, de mes chers Condisciples et devant l'effigie d'Hippocrate, je promets et je jure, au nom de l'Être Suprême, d'être fidèle aux lois de l'honneur et de la probité dans l'exercice de la Médecine. Je donnerai mes soins gratuits à l'indigent et n'exigerai jamais un salaire au-dessus de mon travail. Admis dans l'intérieur des maisons, mes yeux ne verront pas ce qui s'y passe ; ma langue taira les secrets qui me seront confiés et mon état ne servira pas à corrompre les mœurs ni à favoriser le crime.

Respectueux et reconnaissant envers mes Maîtres, je rendrai à leurs enfants l'instruction que j'ai reçue de leurs pères.

Que les hommes m'accordent leur estime si je suis fidèle à mes promesses.

Que je sois couvert d'opprobre et méprisé de mes confrères si j'y manque.

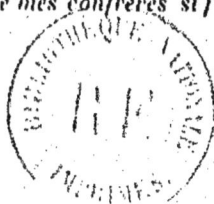

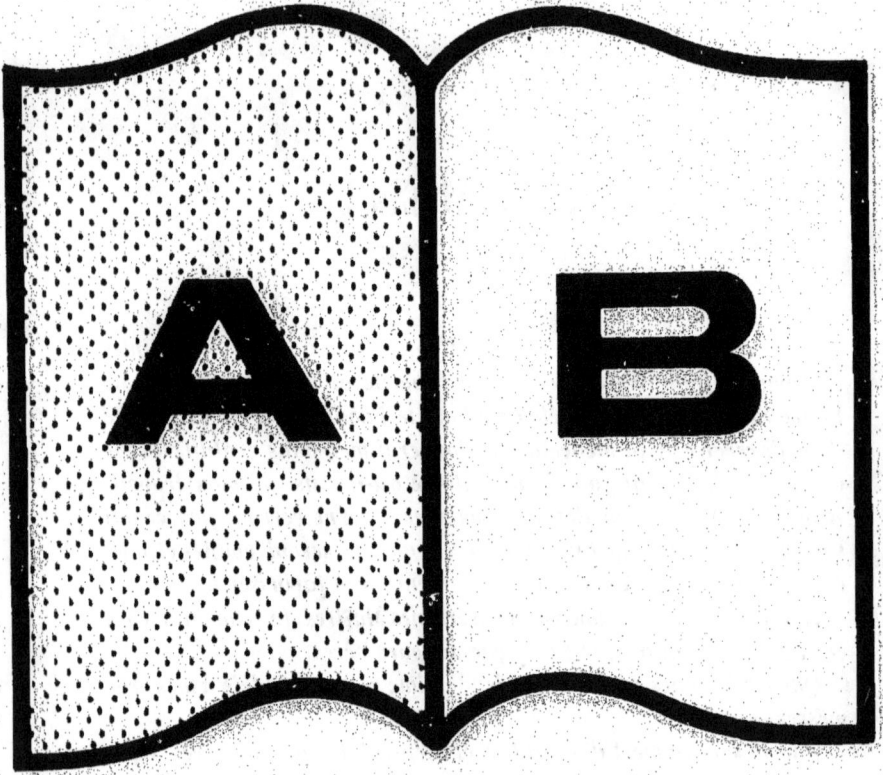

Contraste insuffisant

NF Z 43-120-14